Te $^{34}_{437}$

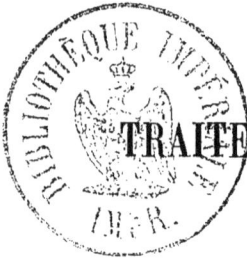

TRAITEMENT SPÉCIFIQUE

DU

CHOLÉRA ASIATIQUE.

TRAITEMENT SPÉCIFIQUE

DU

CHOLÉRA ASIATIQUE

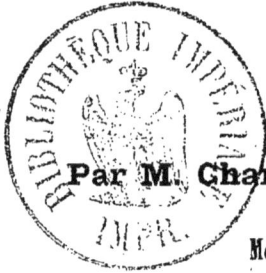

DE 1865

Par M. Charles BIERNACKI, D.-M., M.

Médecin de l'Hôpital de Cannes,

ET

M. Jérôme CZERNICKI, D.-M., M.

Médecin au Cannet, près de Cannes (Alpes-Maritimes).

MARSEILLE.

TYP. ET LITH. BARLATIER-FEISSAT ET DEMONCHY,
Rue Venture, 19.

—

1866.

AVANT-PROPOS.

———— ⌇⌇ ————

Guidés par l'amour sincère de l'humanité, nous voulons donner à cet opuscule une grande publicité, le moyen que nous proposons pour combattre le choléra est sous la main de chacun, il s'agit seulement de l'employer à la première manifestation des symptômes, car la maladie marche avec une promptitude effrayante. Nous souhaitons que ce modeste travail soit partout, nous l'avons écrit dans un style simple pour qu'il soit à la portée de tous.

BIERNACKI, CHARLES, ⎰
J. CZERNICKI,   ⎱ *D.-M., M.*

CANNES, avril 1866.

TRAITEMENT SPÉCIFIQUE

DU

CHOLÉRA ASIATIQUE

L'épidémie cholérique de 1865 a laissé de pénibles et douloureux souvenirs; partout les décès ont été nombreux et les guérisons rares. Cette désespérante inégalité provient de ce que le traitement de cette terrible maladie consiste plutôt à combattre les symptômes qu'à combattre la cause. Le devoir du praticien est en effet de rechercher d'abord la cause d'une maladie et ensuite de trouver le spécifique pour la détruire. Simples et obscurs soldats de la science, nous présentons aujourd'hui à nos confrères le résultat de notre expérience et de nos méditations; heureux si par nos efforts nous pouvons au moins en partie déchirer le voile dont la Providence a couvert ce terrible fléau, nommé choléra ! !

ÉTIOLOGIE ET ANATOMIE PATHOLOGIQUE
DU CHOLÉRA.

Il est universellement reconnu que le choléra est une maladie particulière, spéciale, ayant sa cause essentielle, *sui generis*, et n'ayant de rapport avec aucune autre maladie. Mais quelle est cette cause ? Les uns l'attribuent aux miasmes paludéens développés dans le delta du Gange, par la putréfaction des matières organiques. Les autres, à la naissance, par la même putréfaction, d'êtres organiques microscopiques, qui se répandent dans l'air, se multiplient à l'infini, pénètrent dans l'intérieur du tube digestif, s'implantent sur les parois de l'estomac et des intestins et les désorganisent. La seconde hypothèse s'approche davantage de la vérité, car l'autopsie des cholériques nous prouve que les désordres qu'on constate dans toute la longueur du tube digestif ne peuvent être occasionnés que par des êtres vivants, animalcules ou infusoires. Ces êtres, d'une petitesse extrême, détruisent l'epithélium intestinal, siége de l'absorption des aliments, et rendent, par suite, la nutrition impossible ; en même temps, agissant par leur présence comme corps étrangers, ils occasionnent des irritations, des excitations dans le système gastro-spinal. Ces deux actions simultanées : arrêt de la nutrition d'un côté, irritation du système nerveux d'autre part, expliquent les désordres considérables qu'on observe dans l'organisme des cholériques.

La théorie que nous adoptons a un zélé défenseur dans le savant D' Dionisio, de Turin. « L'opinion, dit-il (1), que le choléra soit
« produit par un miasme spécial et que ce miasme soit un ferment,
« germe des ferments, corps reproducteurs, est la seule qui puisse
« expliquer la marche de la maladie. Les expériences faites dans les
« salles des cholériques, dans le but de découvrir dans l'air le germe
« des ferments, auraient décélé la présence d'une infinité de parti-
« cules acuminées tout à fait spéciales. Ces mêmes particules ont été
« trouvées dans les émanations d'une fosse d'aisance; à côté de ces
« observations, on doit en mettre d'autres, lesquelles ont démontré

(1) Lettre publiée par le *Courrier de Marseille* le 23 octobre 1865.

« que la muqueuse intestinale des individus morts du choléra
« offre toujours une perte de villosité considérable, et souvent des
« corrosions plus ou moins larges. On trouve ces villosités dé-
« tachées de la muqueuse dans les déjections, et il n'est pas
« difficile de voir qu'elles sont envahies par une multitude de par-
« ticules de la grosseur d'un millième de millimètre, ayant la même
« apparence que les particules trouvées dans l'air. Tout porte à
« croire que cette masse de particules soit le produit d'elles-mêmes
« et qu'elles se soient multipliées comme les ferments. Les parti-
« cules de l'air seraient donc les propagules miasmatiques. » La
théorie du confrère Turinois a été pleinement confirmée par l'infati-
gable M. Serres, à la séance de l'Académie des sciences du 30
octobre 1865, dans les observations anatomo-pathologiques sui-
vantes : « Si le choléra est mystérieux dans son essence, il ne l'est
« pas dans ses effets immédiats sur l'organisme, ses effets frappent
« tellement les yeux du médecin, quand il ouvre le corps des dé-
« cédés cholériques, qu'il est impossible de les méconnaître. Ils sont
« aussi évidents que ceux de la variole, avec cette différence seule-
« ment que les pustules varioliques se montrent à la surface de la
« peau, pendant que l'exanthème cholérique siége dans l'intestin.
« Le vulgaire lui-même reconnaît la variole et la caractérise.
« De son côté, le caractère anatomique du choléra est constitué par
« un nombre considérable de pustules sur toute l'étendue de l'in-
« testin. Celles-ci frappent les glandes de Brünner et les glandes
« encore plus déliées de Lieberkühn, en respectant les glandes
« agminées de Peyer dont l'altération, comme on le sait, est le signe
« pathogonomique de la fièvre typhoïde ou entero-mesenterique.
« Ce caractère anatomique, je l'ai signalé en 1832. J'ai même donné
« au choléra le nom de *psorenterie*, afin de bien fixer l'attention des
« médecins sur ces pustules *insolites* qui tout-à-coup font irrup-

« tion à l'intérieur du canal intestinal. J'ai trouvé le même caractère
« dans l'épidémie de 1849 et de 1854, je l'ai constaté également
« dans l'épidémie actuelle. Le nombre de corps décédés du choléra
« dont j'ai fait l'autopsie s'élève à plus de cent, et c'est après avoir
« constaté la présence de ces pustules dans la grande majorité des
« cas, que j'en ai déduit le caractère anatomique principal du choléra
« asiatique et que j'ai cherché à rendre compte de quelques uns de
« ces symptômes : tels que les évacuations alvines, aqueuses, ou
« blanchâtres, semblables quelquefois à une eau de riz mêlée de flo-
« cons albumineux ; tels encore que la suppression des urines et
« aussi de la suppression de la bile, qui indique, dès le début du
« choléra, que les reins et le foie sont frappés d'une inertie com-
« plète. En outre, la prédominence des pustules sur tel ou tel point
« du canal digestif produit en général un appareil symptomatique
« en rapport avec le lieu de leur confluence. Ainsi la prédominence
« de l'éruption dans l'estomac détermine des vomissements quel-
« quefois incoercibles, l'affluence des pustules dans l'intestin grêle
« est accompagné d'un flux blanchâtre abondant, dont il est difficile
« de se rendre maître »

L'ouverture des cadavres des cholériques nous a donné les résultats suivants : nous avons trouvé le tube digestif engorgé dans toute
sa longueur, les capillaires superficiels étaient remplis de sang
noir, la muqueuse de l'œsophage était ramollie, celle de l'intestin
grêle offrait souvent une perte de villosités et des véritables corrosions ; elle était souvent parsemée de véritables pustules psorenté-
riques, si justement nommées par M. Serres. Le foie engorgé, he-
patisé, dur, résistant, la vesicule du fiel remplie de bile verdâtre
quand le malade n'avait pas beaucoup vomi, vide dans le cas con-
traire. La face péritonéale du diaphragme était rouge, sillonnée de
petites veines gorgées de sang noir, les poumons (celui du côté droit

particulièrement), gorgés de sang veineux , quelquefois les deux poumons étaient hépatisés à leur base. Comment expliquer tous ces désordres, cette complète désorganisation, ces pustules, ces vési-cules se formant dans l'intervalle de quelques heures, autrement que par la morsure ou la piqûre d'êtres organisés. Leur existence a été soupçonnée par quelques praticiens , et elle sera probablement démontrée par nos micrographes, dont les études persévérantes amèneront des résultats satisfaisants pour notre hypothèse.

Jetons encore nos regards sur le règne végétal, presque tous les végétaux, les oliviers, les orangers, les pommes de terre, les plan-tes potagères, les vignes, etc., sont envahis par des parasites, êtres organisés qui dans quelques années privent non seulement les agri-culteurs des fruits, mais même font périr les individus. Est-ce qu'il n'y a pas d'analogie entre ces maladies des végétaux et le choléra? Avec cette différence cependant que les premières ont besoin de quelques années pour détruire les individus du règne végétal , tandis que les animalcules produisant la maladie appelée choléra font périr l'homme dans l'espace de quelques heures.

L'analogie est encore plus grande entre le choléra et la gale, cette dernière provient d'un arachnide invisible à l'œil nu, qui, profitant des circonstances favorables, comme l'agglomération, la malpropreté du corps et des vêtements , pénètre dans la peau par ses points les plus minces, entre les doigts des mains, aux jarrets, aux aines, etc, s'insinue sous l'épiderme, se multiplie prodigieusement et envahit tout le corps. Ensuite par le contact immédiat ou médiat, le sarcopte, se répand sur des familles entières , la gale donc est éminemment contagieuse. Il se trouve cependant des individus indemnes de cette affection. Pourquoi cette anomalie? parce qu'il faut encore une pré-disposition particulière pour contracter une maladie contagieuse quelconque. Le choléra suivant notre hypothèse prend naissance de la même façon, par l'introduction des germes des infusoires dans le tube digestif, au lieu d'envahir la peau ils s'implantent sur la membrane muqueuse de l'estomac et des intestins, la corrodent, détruisent les organes de nutrition et font périr l'individu, si, par un spécifique approprié, on n'est pas parvenu à les anéantir. Plus tard ces mêmes germes se communiquent à d'autres personnes par infection, lorsqu'ils trouvent un terrain propice pour leur propagation. Mais, « il y a des individus, » dit le Dr Dionisio,·« dont les liquides organiques, mucus nasal, branchique, suc salivaire, gastrique, bile, « ont une telle puissance digestive c'est-à-dire dissolvante par « diastase , qu'ils digèrent et désorganisent tous ces corpuscules , « tous ces germes , qui, chez les premières , ont occasionné tant « de désordres. » On comprend ainsi pourquoi certaines personnes, malgré leur contact continuel avec les cholériques , résistent à l'infection.

La transmissibilité du choléra d'un individu à l'autre est incontestable ; cependant il n'est pas contagieux par le contact comme la syphilis, la rage, la morve ; mais indirectement, par infection. A l'appui de notre manière de voir, citons quelques mots de M. Barth, extraits de sa leçon clinique à l'Hôtel-Dieu (*France Médicale*, le 3 février). « Le miasme paludéen est le même partout, et n'est délé- « tère que dans la contrée ou il se dégage. Le principe cholérique nait « dans l'Inde et il exerce ses ravages au loin. Le premier pénètre « dans l'économie, l'altère lentement, mais y reste et n'en sort pas « pour se communiquer à d'autres individus, il n'est pas transmis- « sible ; le second pénètre dans l'économie, la ravage promptement, « y germe et en sort pour se communiquer à d'autres, il est trans- « missible non par le contact, mais par l'infection », c'est-à-dire, suivant nous, par l'introduction des êtres animés dans les voies alimentaires, plus loin le même auteur continue :

« Une réunion de fiévreux transportés au loin, n'importent les
« fièvres, ne forment par le foyer; une réunion de cholériques
« voyageant importent le mal avec eux, et constituent un foyer infec-
« tieux loin du lieu du départ ». Ces quelques mots non seulement
expliquent parfaitement le mode de transmission de la maladie,
mais réfute encore victorieusement la théorie des auteurs qui ont
voulu faire du choléra une fièvre paludéenne du delta du Gange.

Nous aussi nous possédons des faits incontestables de la transmissibilité du choléra notés pendant la dernière épidémie. A Cannes,
à l'hôpital, une femme atteinte du choléra succombe, on fait
coucher dans le même lit une autre femme âgée de 80 ans, en chan-
geant seulement les draps, mais les couvertures et la paillasse res-
tent les mêmes, le lendemain elle était atteinte du choléra et mou-
rut le troisième jour. Une troisième femme mise au même lit, contracte la maladie et suit au tombeau ses deux compagnes. En ville,
une jeune fille Olivier, âgée de 11 ans, est atteinte du choléra, sa
mère tombe malade après avoir couché dans le même lit, ainsi que
la seconde fille et un petit enfant de 9 mois, le mari seul, quoique
partageant le même grabat, a été exempt. Ce fait prouve que,
quoique la contagion soit positive, il faut encore une prédisposition
pour contracter la maladie. Le village du Cannet, dont la salubrité
est connue, a été infecté du choléra par une femme d'origine piémon-
taise, venue du département du Var où l'épidémie était à son
summum de développement. Dans plusieurs familles, plusieurs
membres ont été atteints successivement, l'infection arrivait probablement par les déjections et les matières vomies : dès que, par nos
pressantes recommandations, ces matières ont été non seulement
enlevées, mais même enterrées et les linges sales déposés dans
des chambres solitaires, l'épidémie a diminué d'intensité pour disparaître complètement.

SYMPTOMES.

Quoique les symptômes du choléra soient universellement con-
nus, pour la commodité du lecteur, nous en transcrivons les principaux. Tantôt la maladie s'annonce par des prodrômes, véritable
période d'incubation, tels que malaises, inquiétude, lassitude dans
les jambes, inappétence, mauvaise bouche, soif, nausées, vomissement, diarrhée blanchâtre aqueuse.

Tantôt elle se déclare d'emblée, le malade est anéanti; à l'anxiété,
à l'inquiétude se joignent les vomissements bilieux, amers d'abord,
plus tard blanchâtres, des selles diarrhéïques abondantes, riziformes,
viennent ensuite des douleurs d'estomac, des tiraillements d'entrailles suivis de crampes des extrémités, surtout aux mollets, avec la
barre à l'épigastre ou plutôt à la région du diaphragme et du foie qui
va jusqu'à la suffocation. Le visage prend un aspect particulier (masque cholérique), les yeux se ternissent et s'entourent d'un cercle
bleuâtre, la voix rauque se voile, s'éteint et perd son timbre habituel,
le pouls est imperceptible, très-petit, intermittent, tout le corps devient froid, glacé, cyanosé, même la langue; les muscles sont flas-
ques, les ongles bleus. La secrétion des urines est suspendu, le
malade est excessivement agité, n'a pas un instant de repos, accuse
toujours une soif inextinguible, l'intelligence intacte se change en
délire quand la maladie a une issue fatale. En résumé, les symptômes pathognomiques du choléra sont: masque cholérique, voix
éteinte, corps glacé, cyanosé, suppression des urines, selles et vom-
missements de matières blanchâtres orizées.

TRAITEMENT.

Déjà le fléau étendait ses ravages, les méthodes préconisées n'ayant produit que peu d'effet, nous comptions plus de décès que de guérisons. Par la force des choses, nous fûmes obligés de chercher un autre traitement plus en harmonie avec notre théorie.

L'existence supposée des animalcules nous forçait à trouver le moyen de les détruire et de les expulser. D'abord nous avons eu recours à la fleur de soufre, elle nous a rendu quelques services dans les cholérines, mais dans le choléra confirmé, elle n'a produit aucun effet. Il nous fallait chercher un autre insecticide, nous tournâmes notre attention vers le vinaigre ou acide acétique préconisé par la Société d'Agriculture du Pas-de-Calais contre le ver de la bette-rave, malgré la simplicité primitive de ce moyen, nous résolûmes de l'employer dans le premier cas du choléra asiatique. L'occasion ne se fit pas attendre : pour faciliter l'administration de cette sub-stance et la rendre moins désagréable, nous avons préparé une mix-ture composée de 30 grammes de bon vinaigre de vin et de 90 gram-mes d'huile d'olives vierge, quel fut notre étonnement lorsque, après avoir bien agité la potion, et en avoir fait avaler quelques cuillerées à soupe chaque quart d'heure, le patient revint à la vie !... les vomis-sements se calmaient ainsi que la diarrhée, la barre épigastrique, symptôme le plus inquiétant, disparaissait, ainsi que la cyanose, et la réaction s'établissait insensiblement, aucun autre médicament n'était simultanément employé. Les malades étaient réchauffés par tous les moyens, un large cataplasmes de moutarde était placé sur l'épigastre et chaque cinq minutes ils buvaient de l'eau froide légèrement vinaigrée ou de la limonade. Le second jour, les malades se plaignaient d'un mauvais goût à la bouche, un ou deux purgatifs terminaient le traitement. L'usage des purgatifs et même des vomitifs est indispensable pour expulser les détritus des animalcules morts. Il doit suivre l'administration de la mixture oleo-acétique, car la présence prolongée de ces détritus pourrait emmener l'affection typhoïde, qui complique si souvent et si malheureusement le choléra.

Notre but étant d'expulser les germes organiques, nous sommes partisans déclarés des évacuants, vomitifs et purgatifs, et nous partageons les avis de Celse, de Sydenham, de Hufeland. Tous les moyens arrêtant au commencement les déjections sont préjudiciables, car tout ce qui tend à enlever les germes morbifiques doit-être favorisé ; aussi l'usage des opiacés est dangereux parce qu'ils arrêtent l'expulsion des matières nuisibles.

L'abondance des boissons froides ou tièdes, comme le bouillon de poulet, conseillé par Sydenham, nous était d'une grande utilité en enlevant, en noyant pour ainsi dire la cause première, mais le moyen le plus héroïque, la mixture oleo-acétique, doit précéder les autres. Quoique nous ayons obtenu quelques guérisons par les vomitifs et purgatifs, cependant dans les cas graves ils ont été impuissants, et, en outre, l'usage de la mixture ne fatigue pas les malades et détruit, pour ainsi dire sur place, la cause primordiale du choléra. Si la maladie, malgré l'emploi des moyens sus-indiqués, n'est pas enrayée, il faut la traiter comme les maladies inflammatoires, par les révulsifs anti-phlogistiques etc. Une de nos malades revenant à la vie, la réaction a été si forte, que pour calmer les douleurs à l'épigastre, nous n'avons pas hésité à appliquer des sangsues. Comme mesure prophylactique, nous recommandions de brûler des mèches soufrées dans l'appartement ou d'y tenir exposé du chlorure de chaux, suivant les conseils de M. Nonat, d'enterrer les matières des vomissements et des déjections dans les endroits éloignés. Ce traitement, remarquable par sa simplicité, a eu pour résultat la cessation de la mortalité, tous les malades ont été sauvés, les uns dans huit jours, les autres dans six, quelques uns même on pu vaquer à leurs occupations dès le troisième jour. A l'appui de ce qui précède, nous plaçons ici les observations : elles sont assez nombreuses et assez concluantes pour plaider en faveur du traitement que nous préconisons.

OBSERVATIONS

RECUEILLIES PAR LE Dʳ BIERNACKI

A CANNES.

1ʳᵉ OBSERVATION. — Le 18 novembre, à quatre heures du matin, je fus appelé auprès d'un enfant âgé de 9 ans, il présentait : masque cholérique, voix éteinte ; les vomissements ont commencé à une heure du matin avec maux de ventre, diarrhée, crampes dans les mollets, barre épigastrique, agitation extrême, grande soif, matières vomies bilieuses, amères.

Prescriptions : 5 centigrammes de tartre stibié dissous dans 100 grammes d'eau distillée, prendre une cuillerée à bouche chaque dix minutes jusqu'aux vomissements, exciter ces derniers par d'abondantes prises d'eau tiède, d'infusion de tilleul, application de cataplasme de moutarde à l'épigastre, sur le ventre, aux mollets, rechauffer le malade au moyen de briques chaudes, linges, etc. — Le malade a vomi d'abord des matières bilieuses, ensuite blanchâtres,

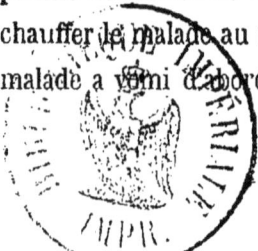

il était fatigué, mais la réaction commençait à s'opérer ; le pouls devenait appréciable, la barre épigastrique moins sensible, la physionomie reprenait son aspect normal, je lui laissais boire de l'eau froide à volonté, les vomissements et les selles étaient moins fréquentes. A 3 heures du soir, je lui administre 30 grammes d'huile de ricin, cette purgation a fait beaucoup d'effet, à 9 heures du soir l'enfant avait faim, on lui donne un bouillon, il était guéri.

2me OBSERVATION.—Le 19 novembre, la femme Gourand, agée de 40 ans, présente les symptômes caractéristiques, masque cholérique voix éteinte, point de pouls, tout le corps froid, absence des urines, vomissements, diarrhée de matières riziformes, barre, crampes, soif extrême.

Prescriptions : 10 centigrammes de tartre stibié dans 100 grammes d'eau distillée, la malade vomit abondamment; rechauffer le corps, cataplasmes de moutarde; le soir, purgation avec 35 grammes de sulfate de magnésie. Guérison dans quelques jours.

3mo OBSERVATION.— Le 20 novembre, une femme Angeline F..., agée de 22 ans, bien portante, domestique, donnant des soins à une fille atteinte de la maladie, contracte le choléra et m'appelle 12 heures après la manifestation des premiers symptômes, elle présente les symptômes caractéristiques, vomitif avec 10 centigrammes de tartre stibié; pour boisson, eau glacée, à la fin un purgatif, Guérison dans quatre jours.

4me OBSERVATION. — M. N..., âgé de 67 ans, bien portant habituellement, a été pris, dans la nuit du 20 novembre de nausées, de mal de ventre, barre à l'épigastre, yeux caves, pouls à peine perceptible, bouche mauvaise, langue saburrale.

Prescription : Vomitif, le malade vomit abondamment, se trouve mieux, le soir purgation avec 40 grammes de sulfate de magnésie, guérison dans 48 heures.

5me OBSERVATION. — R..., agée de 45 ans, domestique, le 22 novembre en entrant chez elle, est prise de crampes aux jambes, d'engourdissement général, pousse des cris horribles, il lui semble qu'on lui arrache les bras, le visage prend le masque cholérique, la voix devient rauque, pouls petit, soif extrême, les ongles bleus, envie de vomir.

Prescriptions. Potion vomitive en 3 fois, la malade boit beaucoup d'eau tiède, vomissements bilieux abandants, rend par en bas beaucoup de matières blanchâtres caractéristiques, elle se trouve mieux, le corps se réchauffe, soif persiste, boisson froide, le soir 35 grammes de sulfate de magnésie, qui lui font rendre beaucoup de matières blanchâtres très puantes, à 8 heures du soir elle demandait un bouillon qu'on lui accorde. La santé revient à part une faiblesse qui a persisté pendant plusieurs jours.

6me OBSERVATION.—La petite Olivier, âgée de 11 ans, tombe malade le 24 novembre, présente tous les symptômes cholériques, on lui administre du thé, de la menthe avec du cognac, on la rechauffe; le mal augmentant toujours, on vient me chercher 24 heures après, le matin, le 25 novembre, je la trouve dans l'état suivant : Cyanose complète, yeux enfoncés, facies cholérique, pouls imperceptible, suppression des urines, tout le corps froid, la voix éteinte, vomissements continuels de matières riziformes, selles involontaires, barre allant jusqu'à la suffocation, langue saburralle, ventre ballonné.

Prescriptions : Eau vinaigrée pour boisson, promener des sinapismes sur le ventre, sur l'épigastre et aux cuisses. Le soir, les
vomissements semblent diminuer, je lui prescris une mixture composée d'huile d'olives 90 grammes, vinaigre de vin 30 grammes à
prendre par cuillerées à bouche de quart d'heure en quart d'heure ;
après avoir agité la bouteille ; les memes boissons. Le matin, le 26
novembre, je trouve la petite malade beaucoup mieux, tous les
symptômes se sont amendés. Je fais prendre une seconde dose de la
mixture oléo-acétique, et continuer l'administration mais seulement
chaque heure. Le soir, la physionomie devient normale, les vomissements cessent complètement. J'ordonne un bouillon, continuer la
mixture de 3 heures en 3 heures, le lendemain son père vint m'an-
noncer que la petite malade allait parfaitement. La convalescence a
été assez longue, elle a duré environ douze jours.

7ᵐᵉ OBSERVATION. — Olivier mère a été prise du choléra algide
le 28 novembre, j'ai vu la malade le 30 dans la nuit avec M. l'abbé
Lambert, elle était à la dernière extrémité, je lui prescris immédiatement la mixture oléo-acétique à prendre une cuillerée à bouche
chaque quart d'heure; pour boisson, eau froide; promener les sinapismes, rechauffer le corps. A la visite du soir, je trouve la malade
beaucoup mieux. Continuer la mixture d'une heure en une heure;
prendre trois bouillon, à 3 heures d'intervalles. Le 2 décembre; le
matin, la malade va assez bien, tous les symptômes alarmants ont
disparus, elle désire prendre des bouillons. Cependant une petite
douleur persiste dans la région du foie avec le hoquet ; je lui con-
seille de continuer la mixture, une cuillerée chaque 3 heures, mais
elle me répète qu'elle est bien. Je cessais mes visites, le 6 du même
mois on vient m'appeler à 2 heures du matin en m'annonçant que

la femme Olivier va très mal, je la trouve à l'agonie; à 7 heures du matin elle était morte.

Réflexions. Cette femme se sentant mieux commençait à manger sans aucune mesure, et à boire du vin blanc qui est très capiteux dans le midi. Cet écart de régime a enmené une congestion cérébrale cause de la mort.

8ᵐᵉ OBSERVATION. — La seconde fille d'Olivier, âgée de 7 ans, ayant couché avec sa sœur dans le même lit, fut prise, le 6 décembre, dans la nuit, de vomissements, diarrhée de matières blanchâtre, barre à l'épigastre, crampes, etc., tous les symptômes cholériques, l'administration de la mixture oléo-acétique fait disparaître la maladie dans la journée, le soir la petite malade a mangé son potage.

9ᵐᵉ OBSERVATION.— Un jeune enfant de la femme Olivier, âgé de 9 mois, étant nourri par sa mère, était souvent dans son lit, le 6 décembre dans la nuit fut pris des symptômes cholériques bien caractérisés. On lui administre immédiatement chaque quart d'heure une cuillerée à café de la mixture oléo-acétique, une seule dose fait disparaître la maladie, dans l'espace de 10 heures sans employer d'autres remèdes.

10ᵐᵉ OBSERVATION. — Le 7 décembre on m'appelle pour voir un enfant âgé de 15 mois nommé N..., je l'ai trouvé avec les symptômes d'un choléra bien confirmé, la maladie s'était déclaré depuis 3 heures dans la nuit. La mère de cet enfant restait dans la même maison que la famille Olivier et donnait les soins aux malades, son enfant était toujours avec elle.

Prescriptions : Mixture oléo-acétique à prendre par cuillerées à café chaque quart d'heure, le soir, tous les symptômes ayant disparu, l'enfant prenait le sein de sa mère, une seule dose de la mixture a suffi pour anéantir la maladie. Le lendemain, une purgation avec 12 grammes d'huile de ricin a terminé le traitement radical.

11ᵐᵉ Observation. — Jean Bartoli, italien, journalier, âgé de 35 ans le 7 décembre a été pris des symptômes caractéristiques. Je l'ai vu le 8 décembre au matin, 28 heures après la déclaration de la maladie, il présentait les symptômes suivants : vomissements, diarrhée, crampes des entrailles et aux extrémités inférieures, barre à l'épigastre, soif, suppression des urines, extinction de la voix, etc., on lui a fait boire, avant de m'appeler, du thé au rhum, des infusions de camomille, de menthe sans aucun succès.

Prescriptions : Le malade accusant une bouche mauvaise, je lui prescris 10 centigrammes de tartre stibié à dose vomitive, et boire abondamment de l'eau tiède. Les vomissements étaient abondants, le malade était un peu mieux, mais les syptômes principaux persistant toujours, à la visite de midi j'ordonne la mixture oléo-acétique comme d'habitude, promener des sinapismes ; pour boisson, eau froide légèrement vinaigrée alternée avec la décoction d'orge. Le soir, je l'ai trouvé beaucoup mieux, les vomissements étaient arrêtés, il a eu deux selles mêlées d'huile. La physionnomie change d'aspect et devient presque normale. Continuer à prendre la mixture de deux en deux heures, deux bouillons de poulet. Le 9 décembre au matin tous les symptômes ont disparu, le malade pendant un sommeil de trois heures a beaucoup transpiré, à son réveil il a demandé de la nourriture. Continuer la mixture de 3 en 3 heures, quatre bouillons dans la journée, eau vineuse après chaque bouillon. A la visite du soir, je trouvais mon malade en pleine convalescence.

12ᵉ OBSERVATION. — La femme Musse, âgée de 52 ans, a été prise dans la nuit du 9 décembre par la maladie, et ce n'est que 16 heures après que je fus appelé. Je constatai tous les symptômes du choléra confirmé, la langue étant saburrale, je lui prescris une potion vomitive. Après les vomissements, promener les sinapismes à l'épigastre, au ventre, aux cuisses ; pour boisson, eau froide vinaigrée, chaque quart d'heure une cuillerée à bouche de la mixture oleo-acétique. La première dose arrête les vomissements. Le 10 décembre au matin, la malade se trouve mieux, tous les symptômes se sont amendés ; continuer la mixture de 2 en 2 heures, eau vinaigrée, 3 bouillons de poulet, eau vineuse, eau d'orge. Le 11 décembre, pleine convalescence ; une purgation avec 30 grammes de sulfate de magnésie termine le traitement.

13ᵉ OBSERVATION. — Le 12 décembre, le nommé N..., hongrois, âgé de 58 ans, grand buveur, tombe malade la nuit, passe 18 heures sans soins. On m'appelle le soir, je le trouve avec les symptômes de la période algide.

Prescriptions : mixture oléo-acétique, eau vinaigrée pour boisson ; la nuit est plus calme. Le 13 décembre, purgation ; tout va mieux, mais la barre épigastrique persiste ; continuation de la mixture ; à la visite du soir, je le trouve mieux ; bouillon, eau d'orge. Le 14 décembre le malade entre en convalescence.

14ᵉ OBSERVATION. — Marie N.., domestique, âgée de 19 ans, a été prise de la maladie le 14 décembre; la veille, se sentant de malaises, elle avait mangé sans appétit ; dans la nuit elle fut saisie de coliques, vomissements et autres symptômes du choléra confirmé. Je l'ai vue à 6 heures du matin ; j'ordonnai l'administration de la mixture aleo-acétique; pour boisson, eau froide légèrement vinaigrée; amendement et amélioration générale ; purgation avec 35 grammes de sulfate de magnésie, une heure après boire beaucoup de bouillon aux herbes. A 9 heures du soir la malade demande à manger ; un bouillon, eau rougie. Le 15 décembre, nuit bonne, transpiration abondante, la malade entre en convalescence.

15ᵉ Observation.— Nicolas M..., âgé de 12 ans, le 19 décembre éprouve, vers le soir, des malaises, dans la nuit le choléra se déclare avec tout son cortège. Je le vois le 20 décembre à 4 heures du matin.

Prescriptions : mixture oléo-acétique, promener des sinapismes, boire l'eau froide vinaigrée, rechauffer le corps par tous les moyens; à midi tous les symptômes ont disparu excepté la diarrhée de matières blanchâtres ; purgation avec 30 grammes d'huile de ricin, une heure après boire beaucoup de bouillon aux herbes. Le lendemain l'enfant entrait en convalescence.

16ᵉ Observation. — Jean J.... Balicot, ouvrier, âgé de 40 ans, le 22 décembre a été pris tout d'un coup de vomissements, diarrhée, crampes et de tous les autres symptômes de la maladie.

Prescriptions : mixture oléo-acétique , rechauffer le corps, promener des sinapismes , boire de l'eau vinaigrée. Le soir disparition des symptômes, le malade entre en convalescence.

OBSERVATIONS

RECUEILLIES PAR LE Dʳ CZERNICKI

AU CANNET.

17ᵉ Observation. — Rose Fatour, âgée de 58 ans, le 16 décembre a été prise de vomissements et diarrhée riziforme; appelés auprès de la malade le lendemain, nous avons constaté les symptômes suivants : refroidissement des extrémités, pouls imperceptible, masque cholérique, yeux enfoncés, commencement de cyanose, vomissements et diarrhée, douleur insupportable à l'épigastre, crampes violentes aux extrémités, suppression des urines. On rechauffe le corps par tous les moyens, on promène des sinapismes aux extrémités et surtout à l'abdomen; pour boisson, eau fraîche pour étancher la soif. En vue de calmer les vomissements, nous lui donnons chaque quart d'heure une cuillerée d'une potion dans laquelle entrent : extrait d'opium, 10 centig., extrait de belladonne, 10 centig. Le 18 décembre la réaction commence à s'établir, mais les vomissements, la diarrhée, la barre avec douleur épigastrique persistent, en outre, la bouche est mauvaise, la langue saburrale.

Prescriptions : poudre d'ipéca à dose vomitive ; malgré les vomissements abondants, tous les symptômes persistent. Le 19 décembre au matin la malade est toujours dans le même état, les crampes reparaissent. Craignant le retour de la période algide, nous rejetons toutes les substances pharmaceutiques et nous préparons la mixture suivante : vinaigre de vin, 30 grammes, huile d'olive, 90 grammes avec recommandation d'agiter bien le flacon et de prendre une cuillerée à bouche chaque quart-d'heure ; pour boisson , eau froide vinaigrée ou limonade. A la visite du soir la diarrhée avait disparu ainsi que la barre et la douleur épigastrique ; les vomissements au lieu de venir à chaque instant n'arrivent plus que chaque demi-heure ; voyant une amélioration si prompte, nous diminuons la dose ; la malade prendra seulement trois cuillerées de la mixture peudant la nuit. Le 20 décembre, nuit bonne, pas de vomissements ni de diarrhée, ni crampes, fièvre assez forte, bouche mauvaise , quelques douleurs au bas-ventre , l'éeoulement des urines reparaît.

Prescriptions : lavement émollient , limonade froide, bouillon de poulet. Le 21 décembre la fièvre diminue ainsi que les douleurs abdominales , bouche mauvaise , langue saburrale ; 30 grammes de sulfate de magnésie purgent parfaitement , les selles sont de bonne nature. Le 22 décembre pas de fièvre, l'appétit reparaît, mais la soif et le sentiment de brulûre dans le tube intestinal continuent; lavements émollients , potage maigre, bouillon de poulet. Dès ce jour la malade entre en convalescence et quitte sa chambre vers la fin du mois.

18ᵉ OBSERVATION. — M. C...., instituteur libre, 63 ans, le 16 décembre, présente les symptômes suivants : extrémités froides , pouls petit, vomissements et diarrhée rizacés , barre épigastrique ; deux cuillerées de la mixture oléo-acétique calment les vomissements, enlèvent la barre épigastrique et font disparaître la diarrhée. Le 17 décembre la suffocation reparaît avec refroidissement du corps et diminution du pouls, quelques cuillerées de la mixture triomphent définitivement de tous ces symptômes. Le 18 décembre bouche mauvaise, langue saburrale; un purgatif salin enlève les matières nuisibles et rend l'appétit au malade, qui, dès ce jour, entre en pleine convalescence.

19ᵉ OBSERVATION.— Jacques C.., âgé de 34 ans, le 13 décembre, est pris de tous les symptômes du' choléra confirmé, masque cholérique, voix éteinte, crampes, diarrhée, vomissements orizés, suppression des urines, anxiétés, etc. On réchauffe le corps par tous les moyens, sinapismes aux extrémités et surtout à l'abdomen, mixture oléo-acétique, une cuillerée chaque quart d'heure, vomissements et diarrhée diminuent, mais la réaction tarde à s'établir ; à la demande des parents, consultation avec un confrère ; poudre d'ipéca à dose vomitive, potion avec acétate d'ammoniaque, mais la réaction franche ne revient pas. *Le 14 décembre*, je reprends l'usage de la mixture oleo-acetique, les vomissements sont moins fréquents, la réaction reparaît mais l'anxiété et l'agitation continuent. *Le 15 décembre* le malade est toujours agité, les vomissements diminuent mais le hoquet reparaît ; continuation de la mixture, 4 cuillerées par jour. *Le 16 décembre*, le hoquet persiste, bouche mauvaise, purgation avec 30 grammes de sulfate de magnésie. *Le 17 décembre* encore le hoquet mais très-modéré, quelques rares vomissements, pas de diarrhée, fièvre forte ; continuation de la mixture, 4 cuillerées par jour. *Le 18 décembre* mieux sensible, le hoquet a disparu avec les vomissements, fièvre modérée, soif ; lavements émollients, bouillon de poulet, boissons froides. *Le 19 décembre* le malade entre en convalescence mais lentement, nous attribuons cette longue convalescence à l'interruption de la mixture oleo-acétique.

20ᵉ OBSERVATION. — Marie Auzière, petite fille de 9 ans, (dont la mère avait succombé dix jours auparavant à une attaque de choléra), le 17 décembre, à ma première visite, présente les symptômes les plus significatifs ; facies cholérique , commencement de cyanose , crampes aux extrémités , pouls filiforme , vomissements et diarrhée orizés, suppression des urines ; quelques cuillerées à café de la mixture jugulent la maladie, une purgation est administrée, et la petite malade dans l'espace de quelques jours entre en pleine convalescence.

24° Observation. — Marie M..., jeune fille âgée de 22 ans, le 22 décembre, présente tout d'un coup les symptômes cholériques au plus haut degré; masque cholérique, corps glacé, pouls filiforme, crampes aux mollets, vomissements et diarrhée blanchâtres, barre épigastrique et une douleur atroce au creux de l'estomac ; nous administrons immédiatement une cuillerée à bouche chaque quart d'heure de la mixture oléo-acétique , pour boisson, eau vinaigrée , sinapismes et moyens tendant à rechauffer le corps, comme chez d'autres malades, et nous attendons les résultats. Une heure après la réaction arrive , les vomissements , la diarrhée et la barre disparaissent comme par enchantement, le visage reprend sa coloration normale, et nous pouvons nous retirer car la malade est sauvée. *Le 23 décembre,* forte fièvre , douleur intense à l'épigastre ; application de 12 sangsues , *loco dolenti,* lavements émollients. *Le 24 décembre* la douleur diminue, bouche mauvaise, langue saburrale ; purgation avec 25 grammes de l'huile de ricin. *Le 25 décembre* mieux sensible , bouillon de poulet, quelques crêmes. Le 26 décembre la jeune malade entre en convalescence et nous lui permettons d'augmenter sa nourriture.

22° Observation. — Joseph As...., âgé de 50 ans est pris le 24 décembre de vomissements , de diarrhée rizacée avec barre épigastrique des plus intenses. Nous lui donnons deux cuillerées à bouche de la mixture oléo-acétique et de suite la suffocation cesse et avec

elle les vomissements et la diarrhée. Le 25 décembre, bouche mauvaise, langue chargée d'un enduit jaunâtre ; un purgatif salin enléve
le reste de la maladie.

23ᵉ Observation. — Fille Conil, âgée de 22 ans, couturière, le
29 décembre à neuf heures du matin a été prise de vomissements
avec diarrhée caratéristiques. On ne demande notre assistance qu'à
sept heures du soir ; nous trouvons la malade avec tous les symptômes du choléra confirmé ; refroidissement général, commencement de cyanose, pouls imperceptible, barre épigastrique allant
jusqu'à la suffocation, anxiété extrême, agitation, vomissements
très-fréquents, crampes, suppression des urines, voix voilée.

Prescriptions : mixture oléo-acétique une cuillerée chaque quart
d'heure, limonade froide pour boisson. Une heure après respiration
libre, les vomissements continuent mais à des intervalles éloignés,
la réaction s'établit d'une manière franche ; nous ordonnons de
continuer l'usage de la mixture, mais seulement trois cuillerés pendant la nuit. Le 30 décembre nuit calme, deux vomissements ;
prescriptions : mixture, une cuillerée chaque deux heures. Le soir
un seul vomissement. Le 31 décembre bouche mauvaise, langue
saburrale ; purgatif salin. Le 1ᵉʳ janvier la malade quitte le lit et
entre en convalescence.

CONCLUSIONS.

La principale tâche que nous nous sommes imposé en publiant ce
mémoire est d'indiquer nos efforts pour trouver un moyen curatif
du choléra. Sommes-nous parvenus à notre but ? Le lecteur en

jugera par les résultats : Sur 23 malades, 22 guérisons, et encore la femme Olivier, qui a succombé le neuvième jour de la maladie (comme nous l'avons fait remarquer dans l'observation), avait été guérie du choléra, on ne peut attribuer sa mort qu'à la congestion cérébrale occasionnée par l'usage immodéré du vin blanc.

Pour la préparation de notre spécifique , nous avons employé l'huile d'olives et le vinaigre de vin , on pourrait sans doute les remplacer sans inconvénient par les huiles de colza, de chanvre, de noix, de lin, etc., et par les autres espèces de vinaigre. Nous devons faire remarquer que dans le cas où la mixture ne ferait pas disparaître les symptômes , après en avoir administré au moins deux doses, on devrait recourir aux vomitifs et purgatifs, pour revenir ensuite à la mixture.

Il existe une erreur fâcheuse répandue par plusieurs médecins , que l'usage des purgatifs est nuisible pendant l'épidémie cholérique. Nous combattons cette opinion de toutes nos forces, et nous déclarons que pendant les symptômes prodromiques ou prémonitoires , il faut se hâter d'administrer les purgatifs ; car une bouche mauvaise , la diarrhée , l'inappétence, la lassitude peuvent constituer l'incubation du principe cholérique. Dans le cas où ces symptômes ne forment qu'un embarras gastrique ou intestinal il faut encore avoir recours à la méthode évacuante, car les saburres préparent au choléra un terrain propice sur lequel il peut se greffer.

Encore un mot pour terminer : que le lecteur ne s'étonne pas de voir préconiser un remède aussi simple contre une maladie aussi grave que le choléra ; tous les arguments tombent devant des faits certains et nous répondrons toujours : l'étiologie du choléra étant telle que nous l'admettons, notre médication est rationelle ; et si cette étiologie est contestée nous dirons toujours : l'efficacité de notre remède est incontestable, puisqu'il a été heroïque dans tous les cas où il a été employé. C'est le vinaigre qui est véritablement anti-cholérique, l'huile n'est que son modérateur dans son action irritante sur la muqueuse intestinale. Si on nous demande comment notre remède (mixture oléo-acétique) guérit le choléra ? nous répondrons qu'il le guérit comme le soufre guérit la gale ; le mercure, la syphilis ; le quinquina, les maladies périodiques, en un mot, qu'il le guérit comme SPÉCIFIQUE.

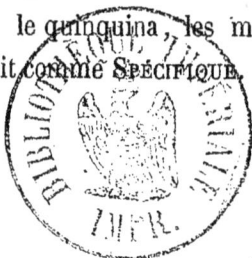

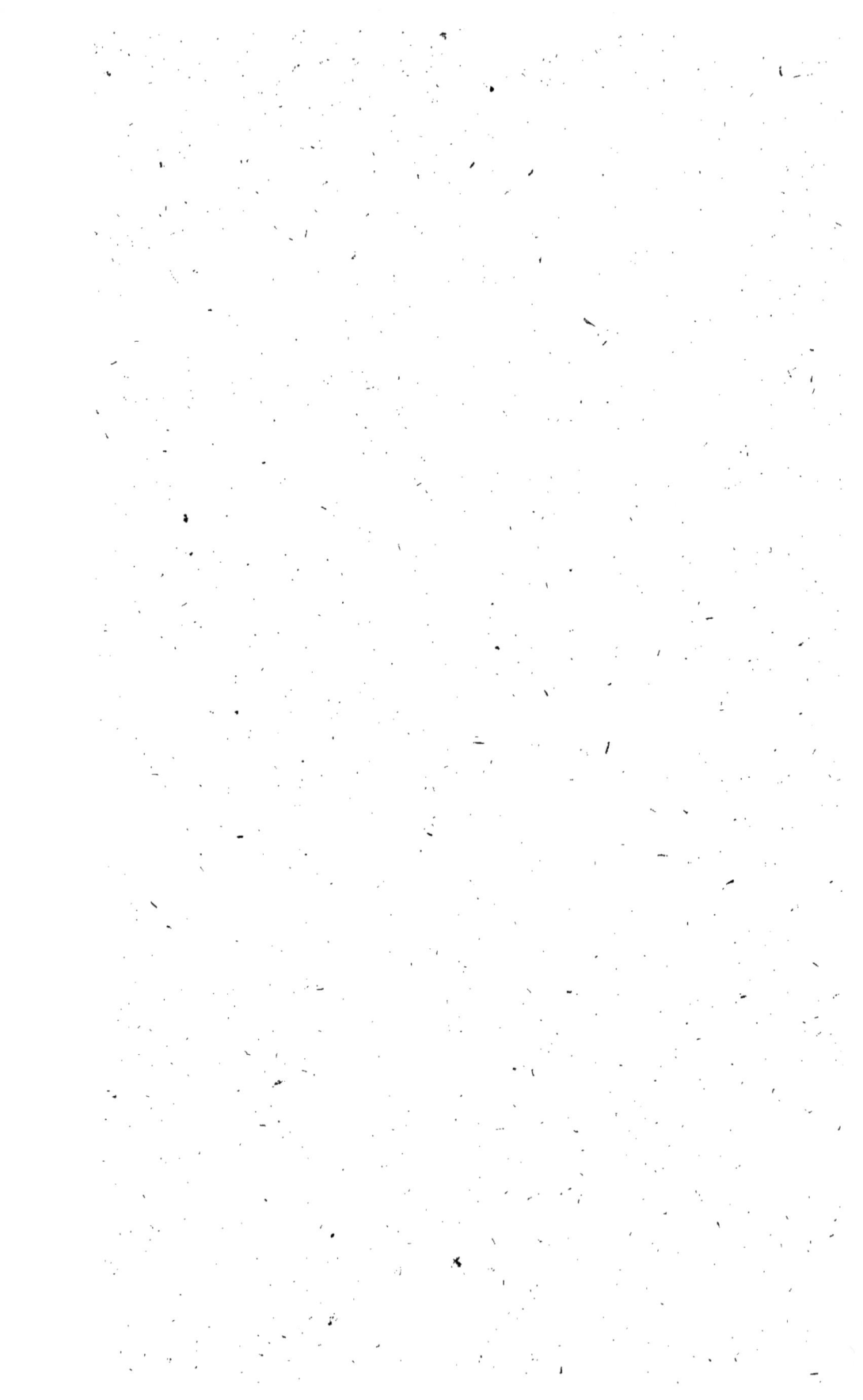

www.ingramcontent.com/pod-product-compliance
Lightning Source LLC
Chambersburg PA
CBHW060447210326
41520CB00015B/3871